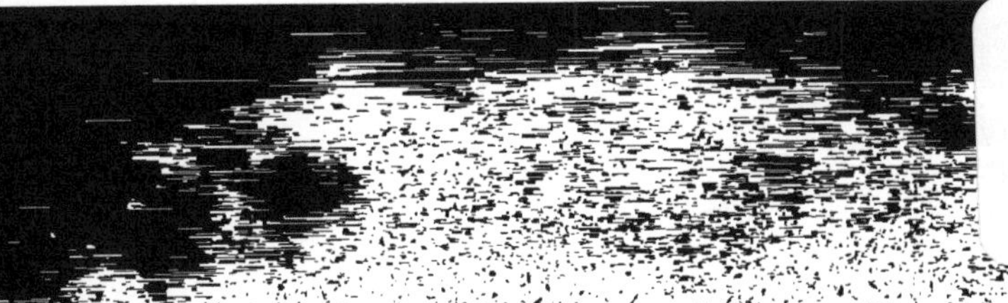

andvoinet.

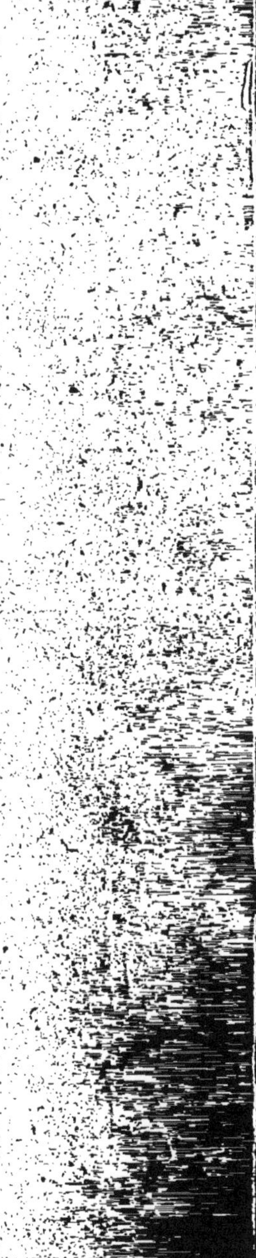

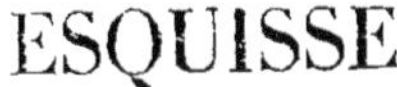

ESQUISSE

D'UNE

THÉORIE

DES PHÉNOMÈNES

MAGNÉTIQUES,

par

J.-A. GRANDVOINET,

DOCTEUR EN MÉDECINE, PRÉSIDENT DE LA COMMISSION PROVISOIRE DE L'ATHÉNÉE MAGNÉTIQUE [illegible], MEMBRE TITULAIRE DU CERCLE MÉDICAL DE MONTPELLIER, MEMBRE CORRESPONDANT DE LA SOCIÉTÉ [illegible] [illegible] DE LA SOCIÉTÉ MÉDICALE [illegible], ETC., ETC.

Qui [illegible] bien la cause de l'amour qui rapproche les êtres, et de la discorde qui les désunit, possèdera la clé de la nature. G[illegible].

Celui qui peut mettre en action l'esprit vital particulier à chaque individu, peut guérir à quelque distance que ce soit, AD QUAMCUMQUE DISTANTIAM, en [illegible] la puissance de l'esprit universel; [illegible] SPIRITUS UNIVERSALIS [illegible].

MAXWELL, D[illegible] Medic[illegible] Magn[illegible].

PARIS.

DENTU, LIBRAIRE, Palais-Royal, Galerie d'Orléans, 13;

Montpellier, Louis CASTEL, Libraire. — La Haye, BAKHUYSEN, Libraire;
Lyon, NOURTIER, Libraire; — Bruxelles, BERTHOT, Libraire;
Strasbourg, DÉRIVAUX, Libraire; — St-Pétersbourg, J. HAUER et Cie, Libraire.

LONDRES, J.-B. BAILLIÈRE, LIBRAIRE, **PARIS.**

MDCCCXLIII.

ESQUISSE

D'UNE

THÉORIE

DES PHÉNOMÈNES

MAGNÉTIQUES.

Ouvrages à consulter pour l'étude du Magnétisme.

LORDAT. — *Première Leçon du Cours de Physiologie de 1838-39, sur la nécessité d'étudier les* cas rares *pour le perfectionnement de la science de la nature humaine.* Montpellier, 1840, in-8° de 36 pages.

LORDAT. — *Ebauche du plan d'un Traité complet de Physiologie humaine.* Montpellier et Paris, 1841, in-8° de 155 pages.

LORDAT. — *Caractéristique de la Médecine hippocratique de Montpellier.* (JOURNAL DE LA SOCIÉTÉ DE MÉDECINE PRATIQUE DE MONTPELLIER, numéros de janvier, février, mars et avril) 1843, in-8° de 87 pages.

CROMMELINCK. — *Dissertation médico-psychologique.* Bruges, 1840, in-8° de 71 pages.

MAGENDIE. — *Leçons sur les phénomènes physiques de la vie.* Paris de 1836 à 1838, 4 volumes in-8°.

GRANDVOINET. — *Examen critique de l'esprit et des propositions principales de l'ouvrage intitulé:* LEÇONS SUR LES PHÉNOMÈNES PHYSIQUES DE LA VIE. Montpellier, janvier 1839, in-8° de 160 pages.

DESPINE (PÈRE). — *Observations de Médecine pratique, faites aux bains d'Aix en Savoie.* Annecy, 1838, in-8° de 299 pages.

ROYER et SAINTE-MARIE. — *Traité des effets de la musique sur le corps humain.* Paris et Lyon, 1803, in-8° de 352 pages.

KÜHNHOLTZ. — *Discours sur les avantages de l'Histoire de la Médecine*, prononcé le 20 avril 1837. Montpellier, 1837, in-8° de 47 pages.

Pour paraître incessamment.

KÜHNHOLTZ. — *De l'insensibilité magnétique au point de vue de son utilité par rapport à la pratique des grandes opérations chirurgicales.*

ESQUISSE

D'UNE

THÉORIE

DES PHÉNOMÈNES

MAGNÉTIQUES,

PAR LE DOCTEUR

J. A. TEDINNGAROV,

MEMBRE CORRESPONDANT DE LA SOCIÉTÉ ROYALE ACADÉMIQUE DE SAVOIE, DE LA SOCIÉTÉ MÉDICALE DU CANTON DE GENÈVE, etc., etc.;

Publié par les soins

De M. le Chevalier BRICE, Comte de BEAUREGARD,

MEMBRE DE LA SOCIÉTÉ DE MAGNÉTISME, FONDÉE A PARIS EN 1814, PAR LE MARQUIS DE PUYSÉGUR, etc.

> Qui connaîtra bien la cause de l'amour qui rapproche les êtres, et de la discorde qui les désunit, possédera LA CLÉ de la nature. GILBERT.
>
> Celui qui peut mettre en action l'esprit vital particulier à chaque individu, peut guérir à quelque distance que ce soit, AD QUAMCUMQUE DISTANTIAM, en implorant la puissance de l'esprit universel; IMPLORATA SPIRITUS UNIVERSALIS OPE.
>
> MAXWELL, De Medicinâ Magneticâ.

PARIS.

DENTU, LIBRAIRE, Palais-Royal, Galerie d'Orléans, 13;

Montpellier, Louis CASTEL, Libraire:
Lyon, NOURTIER, Libraire;
Strasbourg, DÉRIVAUX, Libraire;
La Haye, BAKBUYSEN, Libraire:
Bruxelles, BERTHOT, Libraire:
St-Pétersbourg, J. HAUER et Cie, Libraire:

LONDRES, J.-B. BAILLIÈRE, LIBRAIRE, **PARIS.**

MDCCCXLIII.

A

L'ILLUSTRE PHYSIOLOGISTE FRANÇAIS,

AU

PROFESSEUR LORDAT.

Une trop courte brochure *sur la nécessité d'étudier les cas rares*[1], apprit, officiellement, au monde entier vos croyances magnétiques. J'en pris acte pour me livrer à l'étude de cette science si ancienne et pourtant encore si nouvelle. De tout ce que j'appris il me fallut arriver à y reconnaître un désordre toujours croissant. Le manque absolu de théorie m'expliqua cette divagation générale. Je pensai que, si vous le vouliez, votre plume toute puissante aurait bientôt élevé au pavois, sur une triple base de faits, une théorie complète; mais comment espérer de vous un tel sacrifice, lorsqu'après tant et de si solennelles promesses faites à l'école de Montpellier, de publier vos partitions médicales, vous venez de donner, en quelques pages seulement, *une ébauche* de ce travail immense. Imbu de vos principes physiologiques, j'ai cherché à prouver leur vérité en les appliquant à la coordination et à l'interprétation de faits à ce jour sans lien. Si j'eusse imité vos exemples, cette brochure n'aurait pas deux pages entières et peut-être eussé-je bien fait pour vous, pour le public et pour moi homme obscur.

En vous dédiant cette faible ébauche je n'ai pas la pensée de m'abriter derrière votre grand nom, encore moins d'aiguillonner la curiosité publique. Je n'ai songé qu'à la pureté de mes intentions, à la virginité de mes pensées; à défaut de père connu il leur fallait un parrain célèbre. Soyez assez généreux pour leur en tenir lieu... Peut-être, un jour, pardonnerez-vous à l'auteur.

Votre féal élève,

A. G.

ESQUISSE

D'UNE

THÉORIE

DES PHÉNOMÈNES

MAGNÉTIQUES.

On peut considérer le Magnétisme de différentes manières : on peut l'envisager comme objet de curiosité, comme moyen d'investigation, d'étude ; comme art et comme science.

Sous le premier point de vue, son étude se résume à connaître ses modes de production et d'action.

Sous le deuxième point de vue, son étude comprend, avec ce premier degré, la connaissance de ses divers modes d'application et des diverses séries ou branches scientifiques auxquelles il est applicable.

Le troisième point de vue embrasse sa pratique plus ou moins étendue, complète ou restreinte ; c'est-à-dire, son application uniforme et constante à une ou plusieurs spécialités, par exemple à la cure des maladies, etc., etc.

Le quatrième point de vue exige son examen sous le rapport théorique, pratique et philosophique.

Chacune de ces catégories est en quelque sorte distincte, en ce sens que se complétant mutuellement, elles ont cependant des caractères propres qui les différencient et permettent de les considérer comme indépendantes les unes des autres. Ainsi l'on pourra s'arrêter à un point, le cultiver, l'exploiter même sans avoir conscience des autres points de vue. Tels, dans l'art de représenter les objets, les peintres, les graveurs, les sculpteurs, etc. Tels, dans l'art de bâtir, les maçons, les maîtres maçons, les architectes, etc., sans parler des subdivisions de ces différents groupes. Toutes ces branches se résument dans la dernière : seul terme auquel les hommes de réflexion, de travail et d'étude puissent aspirer. Mais quelle que soit celle de ces branches à laquelle on veuille s'adonner, il est indispensable, pour que son étude puisse satisfaire notre esprit et nous conduire à des résultats avantageux, de bien connaître le moteur de ces phénomènes. En d'autres termes, il est nécessaire de remonter aux causes productrices, d'étudier le principe et la puissance qui, soit qu'ils restent réunis, soit qu'ils agissent isolément, opèrent les prodiges enfantés par le Magnétisme.

L'individu humain se compose de deux parties bien distinctes : un corps et un dynamisme vivant qui ne se séparent pas; autrement dit : l'agrégat matériel ou le mécanisme qui est le même pendant la vie et après la mort, et le dynamisme. Or, les deux éléments distincts, composant ce dynamisme, sont : la force vitale et le sens intime. Ces trois parties constitutives sont aussi essentielles les unes que les autres et font à égal titre partie intégrante de l'entier.

L'homme complet est donc formé de trois éléments,

susceptibles d'une analyse réelle, dans ce sens que l'individu peut manquer du sens intime, le mécanisme et la force vitale restant unis; et que ces deux éléments actifs peuvent disparaître quoique l'organisme demeure *appréciablement* intact. « C'est encore un problème, de savoir si le sens « intime peut être présent après la disparition de la force « vitale. Quelques faits observés dans le choléra ont soulevé « cette question. » (1)

L'étude de l'agrégat comprend : 1° la nature du corps et sa constitution chimique, ce qui forme l'anatomie ; 2° la physique animale, autrement dit les qualités et propriétés physiques qui rendent chaque organe, chaque tissu propres aux fonctions dont ils doivent être le siége ou les instruments.

Ce qui nous frappe le plus en nous, c'est le sentiment de notre existence. Quand vous vous dites à vous-même : *Je suis, je pense; cet agrégat m'appartient; cependant je puis en perdre une partie, éprouver la mutilation de ce corps; sans que mon* MOI *cesse d'être entier,* vous reconnaissez qu'il existe dans votre système une cause active dont l'intuition et les effets n'ont aucun rapport avec les effets du mécanisme. C'est cette cause qui est exprimée par les mots de *sens intime.* C'est le premier élément du dynamisme. Ces faits et les modes suivant lesquels ils s'opèrent, diffèrent tant des faits observés dans les corps bruts, qu'ils deviennent le

(1) Leçons orales du professeur Lordat, 8 décembre 1837.

sujet d'une science toute particulière, et abrupte par rapport à l'anatomie. C'est ce qu'on nomme la psychologie.

Mais les faits mécaniques et les faits psychologiques ne sont pas les seuls qui se voient dans l'homme. Ceux qui se passent dans la profondeur des parties, qui ne proviennent ni de la constitution physique ou chimique du corps, ni de l'influence du sens intime; tels que la circulation, le mouvement des humeurs, la digestion, la nutrition, la génération, la modération de la chaleur, etc., etc., et que l'on désigne sous le nom de phénomènes vitaux, appartiennent à une cause différente de celles qui ont été désignées. Cette cause forme le second élément du dynamisme. On l'appelle assez généralement la *force vitale*. Elle forme donc le troisième élément de la constitution de l'homme. Cet élément est à son tour le sujet d'une science différente des autres, nommée biologie.

Voici donc trois sciences distinctes, séparées de leurs congénères bien qu'elles concourent les unes et les autres, au même titre, à former l'Anthropologie. « N'étant pas encore « en état de déterminer la nature du *principe du sens intime* « et de *la force vitale*, nous nous bornons à les considérer « comme puissances, en attendant que l'analyse de leurs « facultés puisse nous apprendre, ou ce que sont leurs « *substrata* (1) respectifs, ou du moins ce qu'ils ne sont « pas (2). »

(1) *De* substratum, *ce sur quoi dépose une chose.*

(2) Lordat : Ebauche du plan d'un traité complet de physiol. humaine.

Dans la force vitale, seule directrice de l'intérieur de l'agrégat humain, uniquement chargée des *fonctions économiques* comme qui dirait *domestiques*, pour faire allusion à la concentration et à l'intimité d'une administration purement interne, réside la puissance productrice des phénomènes magnétiques. A elle appartient la faculté créatrice de l'*action* qu'un être vivant peut exercer ou avoir sur un autre être également vivant. (Je dirai du *fluide magnétique*, aussitôt que j'aurai pu démontrer, d'une manière péremptoire, sa nature et sa composition). Cette action, la force vitale ne la doit qu'à sa seule concentration, elle peut la provoquer par sa coopération unique, sans avoir besoin de la participation du sens intime. Le plus ordinairement, pour émettre cet impondérable, on a recours à divers modes d'action et spécialement à des passes, bien que la force vitale puisse directement produire cette action, sans recourir à aucune pratique, par le seul rapprochement des individus : et ce fait est si vrai qu'elle peut se manifester contrairement à la pensée de l'être qui la produit et à la volonté de celui qui la reçoit.

Après avoir distingué et établi quelle est la puissance conférant à l'homme le pouvoir qu'il peut exercer sur son semblable, comme sur tout être vivant, cherchons à reconnaître de quelle cause émanent les résultats.

Ces résultats sont de deux ordres : Biologiques et psychologiques. Les premiers tels qu'une modification dans le mode d'être, de percevoir les sensations extérieures, de réagir sur elles, sont du ressort de la force vitale. Toute crise salutaire ou fâcheuse, produite par l'action de cet impondérable, toute modification dans la vitalité de l'être sur lequel nous opérons, est la conséquence de l'influence, de la perturbation que notre force vitale exerce sur sa congénère ou sur son analogue. Cette action, produite dans des circonstances convenables, pourra avoir les plus heureux comme les plus déplorables effets, suivant qu'elle sera bien ou mal dirigée. Ces effets sont la conséquence de la secousse imprimée par cette émanation : Ebranlement dont il ne nous est pas toujours donné de connaître et de prévoir l'étendue, et qu'il importe essentiellement de savoir gouverner. Sans cela il vous arrivera souvent d'aggraver la position d'un malade : bien plus, vous pourrez occasionner, déterminer des maladies dont le germe n'existait seulement pas chez les sujets de vos malheureuses expériences.

Les seconds se rattachent à ces sortes de prodiges qui, dans la pratique du magnétisme, impressionnent si vivement notre intelligence : phénomènes dont le somnambulisme naturel aussi bien que le somnambulisme artificiel nous offrent des exemples. Cette puissance est inhérente au sens intime.

On pourrait dire, et peut-être serais-je mieux compris : L'action magnétique peut s'exercer et s'exerce dans l'état de veille comme dans l'état de sommeil. Non-seulement vous pouvez agir magnétiquement sur une personne éveillée ou endormie, mais encore tout somnambule, qu'il soit plongé dans cet état naturellement ou artificiellement, conserve l'action magnétique active et passive.

Il est une autre distinction beaucoup plus essentielle : en magnétisant une personne, vous pouvez ou non la jeter dans le somnambulisme. Nous ignorons les circonstances qui favorisent ou empêchent, d'une manière absolue, le développement du sommeil magnétique. Nous savons que certaines personnes ont résisté plus ou moins long-temps, que d'autres n'ont jamais pu être endormies ; nous savons aussi que plus d'une fois certain magnétiseur a réussi à obtenir le somnambulisme chez des sujets sur lesquels, jusqu'alors, on n'avait pu produire cet état.

Ce qu'il importe de bien établir, l'objet sur lequel nous ne saurions trop insister, c'est que du moment où vous déterminez le somnambulisme, vous produisez un autre ordre de phénomènes, vous mettez en jeu le sens intime de votre sujet ; tandis que *vous agissez avec beaucoup plus d'efficacité* sur la force vitale et vous n'agissez que sur elle en laissant ou en maintenant dans l'état de veille la personne objet de vos expériences.

De l'état de somnambulisme résulte une rupture momentanée de l'alliance du sens intime avec la force vitale. La force vitale du système sur lequel on a agi, renforcée ou surexcitée par la force vitale de la personne agissante, reste seule chargée de la direction de l'agrégat matériel ; tandis que le sens intime , abandonnant un instant ses prérogatives et ses droits sur l'agrégat entier , se dégage, pour opérer *en dehors* , dans un rayon plus ou moins rapproché , sans aucune participation de l'agrégat matériel ou de la force vitale. (Dans un travail de longue haleine, nous examinerons s'il n'y a pas dédoublement du sens intime. La conscience qu'il a de ce qui se passe, dans l'agrégat, pendant son absence, réunie à une masse de faits dont quelques-uns, bien que d'un autre ordre, sont identiques, nous mettra à même d'établir et de démontrer ce dédoublement ou la dualité de l'être intellectuel).

Le sujet , plongé naturellement ou par l'action magnétique , dans le somnambulisme , présente ainsi une série de phénomènes dont on ne doit chercher l'explication que dans cette rupture de l'alliance. Or, cette subdivision du dynamisme donnera la solution rationnelle et même naturelle des phénomènes les plus extraordinaires.

Tout , dans la création , étant rigoureusement utile , la réunion des deux forces qui constituent le dynamisme humain ne saurait être et n'est point une superfétation ; aussi, la rupture de l'alliance des deux parties du dynamisme produit-elle inévitablement plus d'une imperfection dans l'agrégat entier. En effet , le sens intime étant devenu impropre à prendre part à la gestion de l'agrégat, bien qu'il conserve dans cet état la conscience de ce qui s'y passe, la force vitale , surchargée , le gère avec moins de perfection. De là l'isolement, la perte ou l'affaiblissement de la plupart des sens, de la sensibilité, etc., etc.

Après avoir démontré qu'à la force vitale seule doit être attribuée la puissance créatrice de l'action magnétique, nous devons ajouter que, par la raison que la force vitale laisse son service en souffrance quand elle est dépourvue du sens intime; les phénomènes magnétiques diffèrent d'intensité, de spontanéité, etc., suivant que le sens intime coopère ou non à cette action. L'ignorance ou la non observation de ce fait a été la cause de bien des erreurs.

Tâchons de matérialiser notre pensée à l'aide d'exemples : on a dit et généralement écrit que, pour produire et obtenir des phénomènes magnétiques, deux conditions indispensables devaient se lier aux moyens physiques d'action : la première d'avoir foi au magnétisme, la deuxième d'opérer sur des personnes qui, elles-mêmes, ne fussent point incrédules.

Je ne dirai pas que c'est faux ; mais j'affirme que l'une et l'autre de ces deux propositions ne sont point exactes, en tant qu'elles sont entachées d'exagération. Pour être dans le vrai il faudrait dire : On est en droit d'attendre des résultats d'autant plus satisfaisants qu'on opère sur ou avec des personnes bien disposées, et que, concentrant toute son attention, toutes ses forces vers le but à atteindre, l'on est dirigé par une volonté *tranquille* et *forte*.

Ces principes posés, j'en déduirai les conséquences

suivantes : la nature possédant tout, donne ou peut donner tout à un cataleptique (état magnétique naturel).

Le magnétiseur, au contraire, possédant d'une manière bornée, ne peut octroyer et octroie même très-difficilement les parties limitées de son savoir, mais il n'est pas en son pouvoir de donner autre chose ; seulement comme il lui est possible d'obtenir le dégagement ou le dédoublement du sens intime, il peut arriver qu'il produise des phénomènes supérieurs à ceux dont il est capable, et de plus, tout-à-fait en dehors de notre sphère d'action habituelle. Il est facile de le comprendre en songeant à nos conditions d'existence ; lesquelles sont autres dans l'état normal. Mais, ce dégagement une fois produit, si l'individu chez lequel il a été opéré, se trouve jeté dans des conditions tout-à-fait anormales par rapport à nous, elles n'en ont pas moins leurs analogues dans les effets du hachych.

De la faculté que possède le magnétiseur d'inoculer en quelque sorte ses connaissances, ses idées, résultent ces incohérences et ces bizarres contradictions observées chez les divers sujets magnétiques. Ainsi, les somnambules d'un médecin homœopathe font de l'homœopathie et n'ont foi que dans cette médication ; alors que ceux des médecins allopathes se rient de l'homœopathie et prescrivent des préparations pharmaceutiques. On voit également les somnambules de certains hommes avoir tous les mêmes aptitudes ou les contracter promptement. Tel magnétiseur, par exemple, n'aura que des extatiques, etc., etc.

Toutefois, il pourrait arriver que des sujets présentassent des phénomènes également étrangers à l'ordre de leurs connaissances particulières et aux aptitudes de leur magnétiseur, sans que ce fait provînt directement des facultés du sens intime dégagé. Ce pourrait être le résultat d'une disposition normale du sujet ou de son retour momentané à l'état primordial; car dans cet état, la cause universelle, préposée pour diriger l'homme et tous les êtres qui habitent dans le temps, étant à la fois active et intelligente, il est certain qu'elle embrasse toutes les parties des sciences et des connaissances. Dès-lors, celui qui serait dirigé par elle connaîtrait les vrais principes des corps, ... leur action, chez les différents individus, selon l'âge, le sexe, le climat, etc., etc.

Abordons maintenant les phénomènes magnétiques produits dans le somnambulisme, ou tout autre état analogue, par le dégagement du sens intime.

L'homme est créé à l'image de Dieu; en d'autres termes: par son esprit il se rapproche de la Divinité. Or, le principal ou du moins le premier attribut de la Divinité, est de n'avoir ni présent, ni passé, ni avenir. Dieu a également conscience de tout ce qui a été, de tout ce qui est, de tout ce qui sera; et la religion enseigne qu'après notre mort, notre âme, née immortelle, participe à cet attribut en perdant l'idée du temps et de l'espace (idées du reste, tout-à-fait fictives, ainsi que nous pourrons le démontrer un jour). Or, qu'est la mort si ce n'est la dissolution de la communauté, c'est-à-dire la rupture à tout jamais des rapports résultant de l'alliance du mécanisme avec le dynamisme, ainsi que des deux parties qui constituent le dynamisme ! Par conséquent, si notre sens intime peut abandonner momentanément ses autres co-associés, pourquoi ne tomberait-il pas immédiatement sous l'empire des lois qui doivent le régir un jour ? Pourquoi ne pourrait-il avoir alors la connaissance de faits qui se passent à telle ou telle distance, dans un temps donné ? Et remarquez, en effet, qu'à part l'appréciation directe et minutieuse du temps comparé à nos modes d'estimation, le jour, la nuit, l'horloge ; les somnambules tombent le plus fréquemment, surtout pour les époques un peu reculées, dans des erreurs grossières. Il en est de même pour les applications à l'appréciation des distances. Ils vous disent qu'ils voient là, prêts à être saisis, des objets qui sont souvent à de grandes distances ou qui présentent de grandes difficultés pour y parvenir.

Dieu, après avoir tout créé, n'a point abandonné son ouvrage ; il a créé d'autres intelligences chargées de gouverner et conserver ses œuvres en se conformant à des lois immuables. L'âme n'est qu'une émanation de cette intelligence suprême. Un exercice libre et réglé de sa volonté donne à l'homme puissance sur la matière : virtuellement il peut maîtriser les éléments, gouverner et diriger les phénomènes de la nature qui sont à sa portée; car la matière est inerte et passive : les intelligences seules sont actives. La volonté, produite dans des circonstances convenables, pourrait maintenir, rappeler l'ordre dans tout ce qui l'entoure; mais le dérèglement de sa volonté fait perdre à l'homme toute la puissance de son intelligence : aussi, cherchant des remèdes à ses maux, il néglige de recourir au principe et ne s'adresse qu'à la matière. Il en résulte que de tous les remèdes il n'en est aucun, dont l'administration offre des résultats certains et ne présente quelques inconvénients. Comment cela ne serait-il? Il s'attache à des formules, alors que de toutes les maladies il ne s'en rencontre peut-être pas deux qui présentent absolument les mêmes nuances.

La médecine, entre les mains d'un homme rétabli dans les droits de son origine, serait très-simple : il *donnerait* lui-même une activité salutaire à tous les remèdes, et rendrait par là les guérisons infaillibles, quand toutefois la cause active, *dont il serait l'organe*, n'aurait pas l'ORDRE d'en disposer autrement. L'art de guérir parviendra ainsi à sa dernière perfection. Ce temps venu, la pharmacie pourrait bien s'occuper spécialement à préparer les aliments les plus sains et les plus simples : ce serait une bien grande perfection pour l'amélioration du genre humain.

DE LA TRANSPOSITION
DU SENS DE LA VUE
ET
DE LA VISION A TRAVERS LES CORPS,
RÉPUTÉS OPAQUES.

Soutenus par cette division des forces et par une théorie que nous avons tout lieu de croire vraie, puisqu'elle est fondée sur la plus exacte appréciation des faits, à laquelle viennent se joindre, pour les interpréter, la connaissance et l'étude des puissances composant l'agrégat humain; abordons le champ de bataille des *esprits forts* et le *dada* des magnétiseurs.

On a beaucoup discuté sur la possibilité de la transposition du sens de la vue. D'un côté, les magnétiseurs, forts de leur ignorance, ne voient que du merveilleux, et ont une aptitude inconcevable à considérer comme habituel le fait le plus extraordinaire ainsi qu'à s'en étayer, fût-il des plus exceptionnels, pour créer des lois générales; et, il faut le dire, ce défaut de connaissances de la masse des magnétiseurs est le plus grand ennemi et l'inconvénient le plus réel à la propagation du magnétisme. Les hommes de sens, qui auraient quelque tendance à s'en occuper, craignant d'être mis pêle-mêle avec cette tourbe de charlatans imbéciles, se tiennent prudemment en arrière ; aussi appelons-nous de tous nos vœux, avec la répression des monstrueux abus du charlatanisme, la création d'une chaire de magnétisme ou d'une réunion vraiment scientifique, qui permît aux croyants timorés de se grouper autour d'un centre et de faire tête aux criailleries des intérêts ou des amours-propres froissés.

D'autre part, l'Académie de médecine et derrière elle le corps médical, dont la jalousie trouve une nouvelle activité dans les craintes qu'elle se crée, taxant impitoyablement de charlatanisme et de mensonge les faits les mieux avérés, se refusent à les admettre parce qu'ils ne peuvent les plier aux mesquines proportions des lois exigeantes de la physique et d'un dynamisme tronqué. Pour nous, sans prétendre nous interposer juge des deux camps, nous les condamnerons l'un et l'autre : Les premiers pour leur enthousiasme qui les porte à admettre, sans examen, les faits les plus étranges et les plus contestés : les seconds pour leur partialité par laquelle ils sont aveuglés à un tel point qu'ils nient jusqu'à ceux dont ils ont conscience.

Après avoir mis notre lecteur en garde contre cette tourbe de somnambules qui, incapables de décrire l'objet le plus simple, voient si bien et sans hésitation, l'intérieur du corps, ses maladies, etc. ; faculté que leur donne la crédulité des masses et la certitude de ne pouvoir être convaincus de mensonge et d'erreur ; nous allons établir les différents modes de vision. Nous démontrerons ainsi, tout en faisant disparaître ce que ces expériences ont de surnaturel, l'immense difficulté que présente la solution de ce problème : Y a-t-il, oui ou non, transposition du sens de la vue et vision à travers les corps réputés opaques, en tant qu'on restreindrait le sens du mot vision à l'action de voir et non pas à la connaissance, à la perception des objets ?

1° Dans l'état de somnambulisme, le sujet peut user de ses sens : il présente même, dans bien des cas, l'exaltation d'un ou plusieurs sens, d'une ou plusieurs facultés ; nous avons donc la *vision directe*.

2° La transmission de pensée du magnétiseur au magnétisé démontre que le somnambule a conscience de la pensée. Ce genre de vision recevra le nom de *vision par transmission de pensée*.

3° Dans la catalepsie, dans le somnambulisme naturel et artificiel, etc., le sujet, par suite de la rupture de l'alliance du dynamisme, a également conscience du passé, du présent et du futur : il vous fera connaître le résultat d'une opération ou d'une démarche non encore faite aussi bien qu'il vous dira ce qui se passe dans tel ou tel lieu. Nous appellerons ce genre de vision : *Vision intuitive*.

4° Il est un autre ordre de vision que j'appellerai : *vision par réflexion*. Plusieurs observations, sur les effets du hachych et sur le somnambulisme, prouvent que cet état étant produit, soit naturellement, soit artificiellement, (dans l'un et l'autre cas par des modifications du dynamisme encore inconnues) le sujet peut avoir, avec une ou plusieurs personnes, une sorte d'*identification* momentanée durant laquelle il perçoit les sensations et ressent les maux des êtres avec lesquels il est ou a été mis en rapport. Dans cet état, devenant le réflecteur des faits dont le théâtre est chez autrui, il les voit et les étudie sur lui-même.

Je ne prétends pas nier, cependant, qu'il n'y ait jamais eu et qu'il ne puisse y avoir réellement transposition du sens de la vue; mais je ne saurais croire que ce phénomène fût aussi fréquent qu'on veut bien nous le dire. Personnellement, bien que je sache qu'en fait de science personne n'est dispensé d'examiner; et que chacun est également responsable de ce qu'il rejette et de ce qu'il admet, j'aurai beaucoup de peine à y ajouter foi, car rien ne me démontre l'utilité d'admettre une telle aberration de la force vitale, surtout quand je réfléchis qu'il a été bien facile de confondre avec ce phénomène, les idiosyncrasies ou aptitudes particulières.

Il n'est pas de magnétiseur qui ne sache que le meilleur système de passes est en défaut vis-à-vis de beaucoup de gens et qu'il est presque indispensable de varier ses procédés pour chaque personne. Tel, par exemple, ne voudra être magnétisé que d'une seule main; tel autre, pour recevoir une action prononcée, demandera qu'on agisse sur l'éminence hypothénar (les pouces). Celui-ci sur l'épigastre, celui-là sur les épaules. Qui sur les organes internes, qui sur les yeux. Pourquoi, dès-lors, ne pas concevoir que la perception d'un objet sera d'autant plus directe et facile que l'objet sera mis en rapport, en contact avec le siége de cette exaltation ; et qu'est-il besoin, pour expliquer cette perception, de recourir à la vision proprement dite?

Nous rencontrerons assez de difficultés pour établir à quel genre de vision se rattache la production de tel ou tel phénomène sans nous jeter encore dans un dédale inextricable et qui est tout hypothétique. A l'appui de cette théorie je ne veux citer qu'un fait et je choisis le plus vulgaire : l'eau magnétisée. J'ai bien ouï parler d'un certain magnétiseur, homme du peuple, résidant à Lyon, lequel aurait la faculté de changer, pour tout individu, le goût et la qualité du vin nouveau en le transformant en vin vieux; mais, en attendant que j'aie pu m'en assurer, je me permettrai d'en douter. Je sais bien que beaucoup de magnétiseurs modifient, ou croient modifier l'eau qu'ils magnétisent et lui communiquent le plus souvent une sorte de stypticité; mais à l'exception de ces deux cas dont le premier me paraît fort contestable et dont le second est loin d'être généralement admis, je crois pouvoir affirmer que, dans ces expériences, ce n'est point le sens du goût, mais bien le sens de la vue qui est juge de la question. En effet, admettons un instant qu'un magnétiseur soit doué, ainsi qu'il le pense, du pouvoir de communiquer, par une action magnétique directe, le goût du vin, de la bière, du sirop, du vinaigre, etc. au verre d'eau qu'il présente à un sujet plongé dans le somnambulisme : supposons encore qu'il puisse, sans une nouvelle action, transformer la qualité du liquide au point de le faire passer par les plus grands contrastes et d'obtenir même que plusieurs somnambules trouvent chacun un goût différent au même verre d'eau ; faudra-t-il en conclure que le sens du goût a été modifié, ou mieux, que le liquide a réellement été transformé? Evidemment non.... La transmission de pensée est la seule cause de ce changement dans le goût ou dans la vision du magnétisé.

Dans tous ces phénomènes ce n'est point le sens du goût ni celui de la vue directe qui décident : l'appréciation est du ressort de la vision du second ordre ; en d'autres termes c'est le sens intime du magnétisé qui est soumis à une transmission de pensée du magnétiseur.

Cette même expérience nous met dans le cas de faire une remarque des plus importantes : Chaque magnétiseur vante beaucoup l'infaillibilité de ses somnambules : infaillibilité qu'on ne rencontre, soit dit en passant, chez aucun ; et ils sont tous assez aveugles pour faire cette expérience et pour en tirer vanité. Finiront-ils par comprendre que, telle qu'ils la présentent, elle est encore une des pierres d'achoppement de leurs échafaudages ; car je n'ai jamais entendu un seul somnambule (et j'en ai vu beaucoup), dire : le liquide que je viens de goûter, de boire , n'est que de l'eau dénaturée par l'action magnétique qui lui a conféré tel ou tel goût. Tous vous répondent avec le plus imperturbable aplomb : C'est du lait, du vin , etc. , etc. , et si vous élevez quelque doute sur la valeur de leur déclaration , soit qu'il y ait contradiction entre leur affirmation et l'annonce préalable du magnétiseur, soit que vous cherchiez à les embarrasser en leur disant : mais examinez bien : je crois que vous vous trompez, c'est de l'orgeat , du vinaigre , etc, etc. , ils vous repondront sans hésiter : mais non, je le sais bien moi qui l'ai bu. Je *vois* bien que c'est du lait , du vin , etc. Or , en nous rappelant que c'est de l'eau, nous pourrons nous former une idée assez exacte de l'importance que nous devons attacher, dans la plupart des cas, aux assertions du somnambulisme magnétique.

N'allez pas croire que si nous nous refusons à admettre les transformations absolues dont nous avons parlé plus haut, et les modifications relatives dont l'appréciation nous paraît devoir être rationnellement attribuée au sens de la vue , nous soyons forcément entraînés à ces conclusions par les exigences de notre théorie ou par la répugnance de notre imagination. S'ils étaient prouvés, rien ne nous empêcherait de classer et d'interpréter ces faits. Ils ne présenteraient aucune peine à être pliés aux exigences d'une théorie vraie.

Il est reconnu que l'action de l'aimant, loin de s'affaiblir dans l'eau, y acquière une vertu supérieure. On sait également que l'eau est l'un des meilleurs conducteurs de l'électricité dont elle se charge facilement par voie de communication ; conséquemment, l'impondérable magnétique ayant une grande analogie avec ces deux agents, il est naturel d'en conclure que l'eau doit facilement s'imprégner des émanations magnétiques et qu'elle doit les transmettre aisément. D'autre part, l'agent magnétique, lequel est répandu dans l'atmosphère et s'y dirige continuellement du nord au midi, est une émanation dont tous les corps sont doués, aussi bien le règne minéral que le règne végétal, les animaux que l'homme. Tout corps le reçoit du centre commun ; la terre et son atmosphère, c'est-à-dire, du milieu dans lequel il se trouve placé. Or, l'homme, l'être le plus parfait de la création et, de plus, doué d'une grande force de volonté inhérente à son sens intime, ne peut-il, par un effort de cette volonté, émettre confusément cet impondérable ou en retenir certaines émanations pour ne lancer que celles qu'il désire?

Le même sol fournit également la nourriture et la vie à des productions essentiellement disparates, qui ont toutes leur mode d'être particulier. La nourriture des animaux étant la même, leur chair n'en a pas moins un goût différent et leurs sécrétions et excrétions des qualités diverses. Dès-lors pourquoi l'homme ne pourrait-il modifier l'eau en agissant sur elle d'une manière confuse? Pourquoi lui serait-il impossible de transmettre à l'eau un certain nombre des particules ou émanations qui constituent spécialement la nature d'un liquide donné? Pourquoi, dès-lors, le somnambule, dont les sens mis en jeu sont surexcités, exaltés, ne pourrait-il, en parvenant à découvrir l'arome particulier des émanations qu'on a eu l'intention d'introduire dans l'eau, y percevoir et reconnaître le goût qu'on a voulu lui donner, bien que ce liquide ne contienne pas partie égale des principes constitutifs et différentiels de chaque substance? Car quel est l'homme qui pourrait rationnellement affirmer qu'elles ne sauraient s'y rencontrer!...

Si les limites de ce travail ne venaient se joindre au peu de connaissances que nous avons en magnétisme, nous aurions bientôt, par un examen approfondi des phénomènes les plus avérés et les plus extraordinaires, débusqué le merveilleux de toutes les positions que l'ignorance des auteurs anciens et des faits anthropiques lui a seul permis d'usurper.

La puissance de cet agent alternativement prônée, oubliée et retrouvée, recherchée d'âge en âge, a été, dans tous les temps, l'objet des méditations d'hommes célèbres. Dans l'antiquité plus d'un philosophe, plusieurs physiciens et de nombreux médecins ont cherché à l'appliquer et en ont fait l'application au traitement des maladies et des infirmités humaines. Citer les noms d'Hermès, Mélampe, Esculape, Thalès, Pythagore, Platon, Xénocrate, Lucrèce, Asclépiade, Plotin, l'arabe Géber, Arnaud de Villeneuve, médecin de Montpellier, qui fût condamné par la Sorbonne et impitoyablement immolé dans les écrits de ses confrères, Pierre Pomponace, autre victime de la jalousie médicale du 14e siècle, Paracelse, Porta, Digby, Athanase Kircher, Rodolphe Goglen, Van-Helmont, Greatrakes, Nicolas de Lucques, Pierre Borel, Robert Flud, Silvestre Rattray, Gassner, Mesmer, Robert Boyle, Freind, Maxwell, Newton, c'est prouver de la manière la plus irréfragable que tous les *magnétistes* (1) ne sont point des cerveaux creux ou des rêveurs.

Il serait bien temps enfin que les médecins, secouant l'orgueilleuse apathie cachée sous les plis de leur robe, ne dédaignassent plus l'étude d'un agent, dont les propriétés, mieux connues, pourraient les conduire à une connaissance plus approfondie de l'homme, auquel ils donneraient par son moyen, plus de bonheur et de santé. Toutes les cures opérées par le magnétisme, ils les concèdent gratuitement à l'imagination, cette folle du logis ; partant ils ont une grande affinité à traiter de fous les partisans du magnétisme appliqué à la thérapeutique. Ils oublient ou ne veulent connaître les belles et consciencieuses expériences faites en Allemagne en 1824, par le docteur Petri, et consignées dans son ouvrage sur l'application du magnétisme au règne végétal. Qu'ils prennent

(1) De magnetistus, *Maximo, magnetisto*, épitaphe de Rodolphe Goglen.

la peine de rassembler des faits nombreux, de s'étayer sur l'expérience, et nous verrons s'ils auront encore besoin de recourir à la force de l'imagination pour rendre un compte satisfaisant des effets obtenus chez les personnes soumises à l'action magnétique. Puissent-ils, étouffant dans l'étude tout esprit de corps, de parti, oublier les diatribes réciproques arrachées à la rivalité, à l'amour-propre froissé, au conflit des intérêts, pour nous apprendre ce qu'il faut croire et quels sont les faits qu'il importe de rassembler, de classer! Puissent-ils, individuellement, se soustraire à l'influence délétère de certaines sociétés, qui donnent si facilement leur approbation à mille remèdes secrets, fléau de l'espèce humaine, et les proscrivent dans leur pratique, lorsque l'expérience est venue leur enseigner ce qu'ils doivent croire de leur nouveauté et de leur vertu! Puissent-ils enfin étudier le magnétisme qu'ils ne connaissent pas et déclarer alors, après mûr examen, ce que l'humanité aura le droit d'en espérer, d'en attendre! Trop heureux si par nos efforts nous parvenons à un si noble but.

Nous nous permettrons de donner, à ceux qui seraient disposés à nous lire, un conseil de praticien. Voulez-vous opérer des cures magnétiques et vous convaincre des effets de cet agent appliqué à la thérapeutique, donnez-vous tout entier à cette science et restreignez-la à l'action sur la force vitale. Ne vous laissez pas détourner par l'attrait des phénomènes somnambuliques. Gardez-vous de chercher à produire le sommeil. Ne perdez pas de vue que d'après la constitution de l'agrégat humain et de son dynamisme, vous devez obtenir et vous obtiendrez des résultats beaucoup plus satisfaisants et moins sujets à contestation, en agissant sur des sujets *dans leur état normal* qu'ils soient malades ou bien portants. En effet, lorsque vous ne jetterez pas votre sujet dans le somnambulisme ou sommeil magnétique, vous éviterez un écueil, vous agirez sur sa force vitale et vous n'agirez que sur elle. Du moment où vous parvenez à produire le sommeil, vous avez porté atteinte aux lois de l'alliance qui régissent les trois parties constitutives de l'homme. Encore un pas et vous aurez rompu l'alliance du dynamisme en obtenant le dégagement ou le dédoublement du sens intime. Dès-lors, si vous ne voulez utiliser les indications que votre somnambule devient à même de vous fournir, vous avez fait, en pure perte, dévier de son but votre action réparatrice, curative; et si, entrant dans cette nouvelle voie, vous consentez à abaisser votre amour-propre jusqu'à vous plier à recevoir et à suivre les conseils d'une personne, par vous jugée incapable ou tout ou moins inhabile, prenez garde aux précédents et surtout au cahos dans lequel vous vous serez volontairement plongé quand viendra le moment de coordonner, de classer, d'interpréter; car il y a abruption entre ces deux ordres de faits.

Un ouvrage complet nous permettra d'établir toutes les différences dans les diverses manières d'opérer magnétiquement. Nous indiquerons alors les cas spéciaux qui réclament plus directement l'emploi de tel ou tel mode : momentanément nous devons nous contenter de rappeler le fait ; et afin de mieux en faire ressortir toute l'importance, nous mentionnerons les effets spéciaux de la main gauche, notamment contre les odontalgies et les entorses. Les résultats diffèrent souvent, bien que produits de la même manière, suivant qu'on a agi à telle ou telle distance. On devra donc combiner l'éloignement ou le rapprochement et même l'état de l'atmosphère, avec la nature des effets qu'on veut obtenir. Enfin, pour agir magnétiquement on peut indifféremment se placer aux quatre points cardinaux ; mais la position la plus convenable et la plus efficace consiste à placer le sujet tourné contre le nord, tandis que le magnétiseur, placé en face, regarde le midi ou sud.

Pour nous, frappé de l'assertion de Kirkland : « Un grain d'expérience en médecine, vaut mieux qu'un livre de raisonnement, » nous attendrons, humblement, blotti, dans notre retraite, le jugement du public, lui promettant, si cette faible ébauche pouvait lui suggérer la funeste pensée d'en savoir davantage, de trouver encore à notre service quelques vieilles idées et une plume habituée à exprimer franchement toute la pensée de son maître.

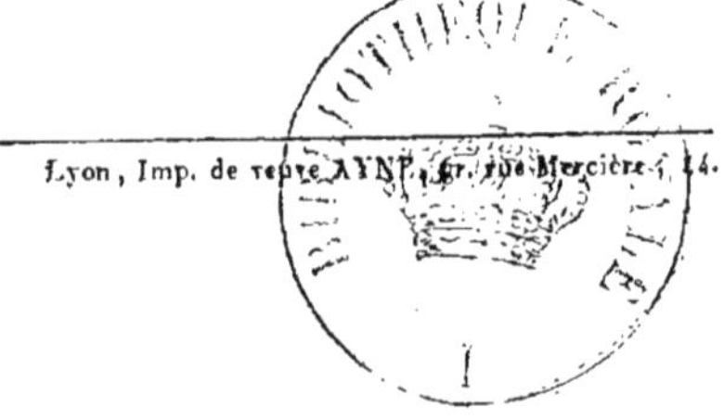

Lyon, Imp. de veuve AYNÉ, gr. rue Mercière, 14.

www.ingramcontent.com/pod-product-compliance
Ingram Content Group UK Ltd.
Pitfield, Milton Keynes, MK11 3LW, UK
UKHW020357250726
13967UKWH00005B/2335

9 782011 776266